果壳阅读·生活习惯简史 12

用两百万年斗蚊子

孙轶飞 / 著　王　斌 / 绘

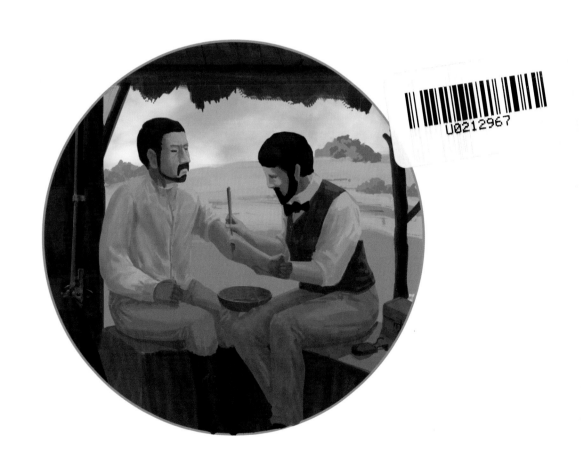

天津出版传媒集团

新蕾出版社

果壳阅读是果壳传媒旗下的读书品牌，秉持"身处果壳，心怀宇宙"的志向，将人类理性知识的曼妙、幽默、多变、严谨、有容，以真实而优雅的姿态展现在读者眼前，引发公众的思维兴趣。

出品人 / 小庄　策划 / 李霄、徐艳芳　特邀策划 / 朱新娜　资料整理 / 陈沫

创作顾问 / 韦晓宇（比尔及梅琳达·盖茨基金会高级项目官）

感谢对创作提供帮助的比尔及梅琳达·盖茨基金会

图书在版编目（CIP）数据

用两百万年斗蚊子 / 孙轶飞著；王斌绘 . -- 天津：
新蕾出版社，2020.4
（果壳阅读 . 生活习惯简史）
ISBN 978-7-5307-7016-0

Ⅰ . ①用… Ⅱ . ①孙… ②王… Ⅲ . ①灭蚊 - 历史 -
世界 - 儿童读物 Ⅳ . ① R184.31-9=091

中国版本图书馆 CIP 数据核字 (2020) 第 039615 号

书　　名：用两百万年斗蚊子　YONG LIANGBAIWAN NIAN DOU WENZI
出版发行：天津出版传媒集团
　　　　　新蕾出版社
　　　　　http://www.newbuds.com.cn
地　　址：天津市和平区西康路 35 号（300051）
出 版 人：马玉秀
责任编辑：赵　平
美术编辑：罗　岚
责任印制：沈连群
电　　话：总编办 (022) 23332422　发行部 (022) 23332676　23332677
传　　真：(022) 23332422
经　　销：全国新华书店
印　　刷：天津长荣云印刷科技有限公司
开　　本：787mm×1092mm　1/12
印　　张：$2\frac{2}{3}$
版　　次：2020 年 4 月第 1 版　2020 年 4 月第 1 次印刷
定　　价：26.00 元

同世界一起成长

——写给"果壳阅读·生活习惯简史"的小读者

亲爱的小读者，让我们来想一想，当爸爸妈妈把我们带到这个世界上的时候，我们做的第一件事是什么呢？对，是啼哭。正是这声啼哭向世界宣布：瞧呀，我来了，一个小不点儿要在地球上开始奇异旅程啦！

这世界真大，与地球相比，我们的卧室不过是沧海一粟；这世界真美，美轮美奂的人类建筑让不同的大陆有了别样风情；这世界真好玩儿，高铁、飞机、宇宙飞船能带我们去探索奇妙的未知。可是世界一开始就是这样的吗？当然不是。它从遥远的过去走来，经历了曲折，经历了彷徨，一步一步走到了今天。

作为一名考古学家，我对过去的事物有一种特别浓厚的兴趣。我和我的同行，常常在古代废墟中查寻，总想找回一些历史的记忆。最能让我们动情的，就是那些衣食住行，那些改变人类生活的故事。古人何时开始烹调，怎样学会纺织，又如何修建房屋，考古工作者正在将这些谜题一个一个解开！

因此，当我第一次看到这套讲述"人类生活习惯变迁"的绘本时，立即就被吸引了。创作者用精准的文字和图画，让我们在不经意间穿越了历史长河，点滴知识轻松而又深刻，不落窠臼，引人思考。比如，你知道人类是在何时学会制造车轮的吗？要知道车轮可是一位5000多岁的"老寿星"呢！人们在一次劳动中发现了旋转的魔力，于是，有人便利用它发明了车轮，从此人们的旅行不再只是依赖双脚。直到今天，这项古老的发明仍然扎根在我们生活的每个角落，我们使用的所有的交通工具都离不开轮子，离不开旋转的力量。可以说，当今生活的点点滴滴，都是建立在前人漫漫的积累之上，时间更是跨越了几十万年，甚至上百万年！

"果壳阅读·生活习惯简史"的创作前前后后用了三年时间，创作者查阅了大量资料，反复推敲、设计画面的每个细节，于是，才有了今天这样一套总体上宏大，细节上精到，有故事有知识，可以一读再读的绘本。当你翻开这套绘本，你会看到因为没有火，人们只能吃生肉的场景；会看到因为蒙昧而不洗澡、不换衣的画面；也会看到医生戴着鸟嘴面具，走街串巷的惊奇一幕。看到这些你是否觉得奇怪？这些与当下生活的反差会给你带来怎样的感受？让一切自然而然地发生，在不经意间改变，大概就是"行不言之教"吧。

人类不断充实科学的头脑，不断丰富知识的宝库。从古到今，从早到晚，从天上到地下，让我们跟着这套绘本学习生活习惯，学习为这个世界增光添彩的本领。我们认知世界，也在认知自己、完善自己，我们同世界一起成长。

王仁湘（中国社会科学院考古研究所研究员）

4

两三百万年前

人类刚刚出现在非洲时，地球上已经生活着不计其数的物种了，这其中就包括蚊子。

9

2500 多年前

古罗马人认为把房子建在高处，通风良好，能预防传染病。

12

300 年前

有了显微镜，人们终于看到了蚊子的真面目。

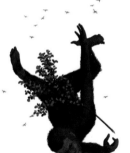
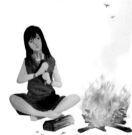
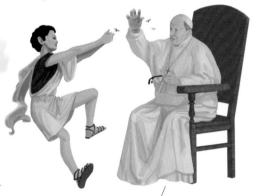
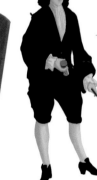
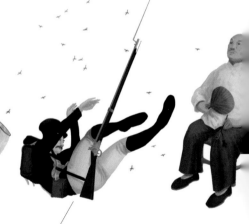

6

大约 5000 年前

中国的先民靠兴建水利设施、消灭沼泽来抵御蚊子。

10

大约 500 年前

疟疾可不会轻易放过欧洲人，就连教皇也死于疟疾。

15

大约 200 年前

蚊子传播的黄热病沉重打击了拿破仑的军队，却意外地给美国的发展提供了机会。

16

又过了几十年

蚊子与传染病的研究迎来了黄金时代，科学家取得了巨大成果。

21

120 多年前

科学家们已经知道，如果能大规模消灭蚊子，就可以有效地防治包括疟疾、丝虫病、黄热病、寨卡、登革热等60余种蚊媒传染病了。

24

几十年前

"亦正亦邪"的DDT。

26

又过了十几年

青蒿素：中国科学家的骄傲。

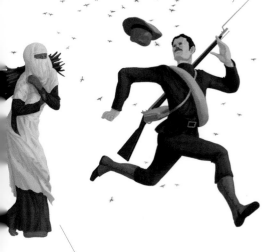

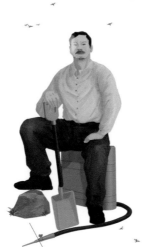

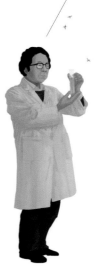

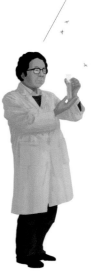

18

几乎在同一时期

导致疟疾的罪魁祸首疟原虫终于被人类找到了。

23

100 多年前

在巴拿马，戈加斯医生一面消灭、隔离蚊子，一面发放抗疟疾的药物给工人，保障了巴拿马运河的顺利修建。

29

今天

灭蚊技术日新月异。

两三百万年前

　　人类刚刚出现在非洲时，我们这个蓝色的星球上就已经生活着不计其数的物种了，这其中就包括蚊子。从那个时候起，蚊子就一直威胁着人类的健康和生命。虽然它们只不过在人身上吸食了一点点血，但却会把很多病原体从一个人的身上传播到另一个人的身上，引发多种可怕的疾病。在地球上，蚊子成了对人类健康危害最大的昆虫。

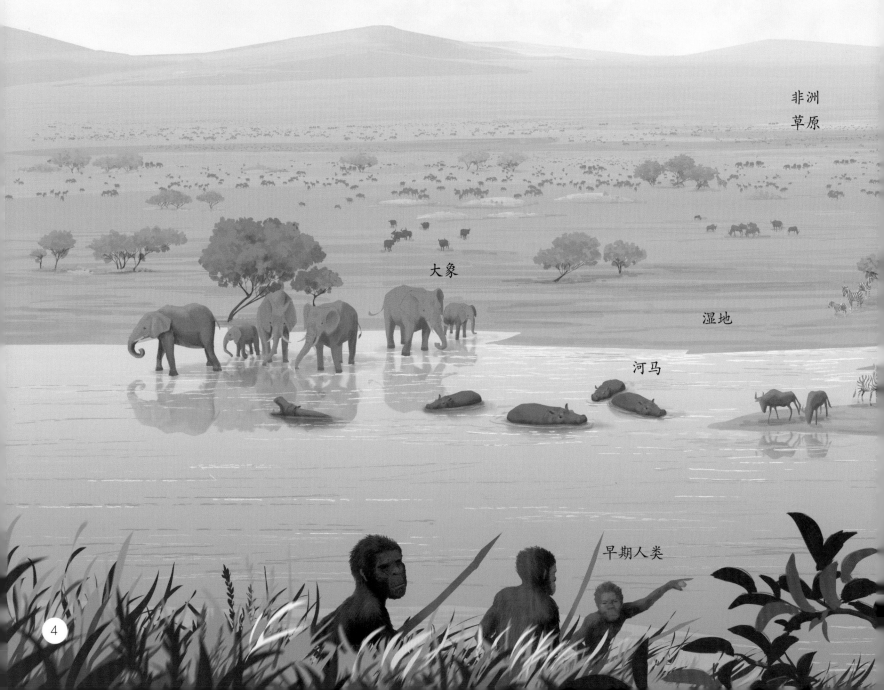

非洲草原

大象

湿地

河马

早期人类

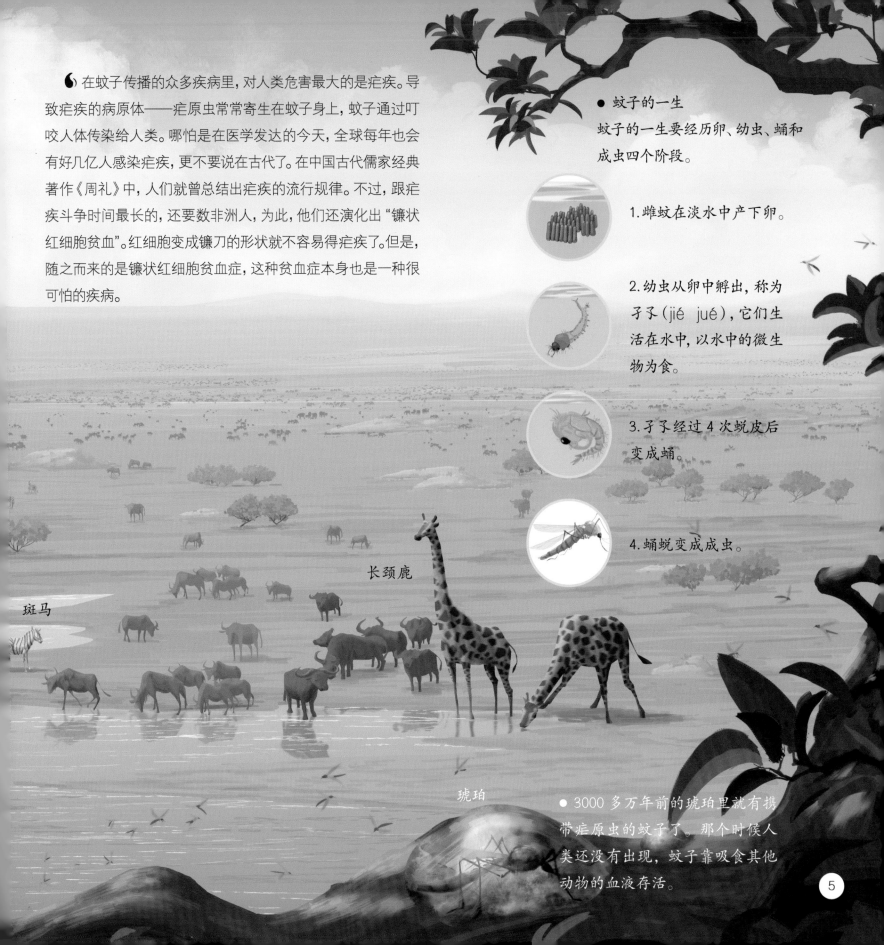

在蚊子传播的众多疾病里，对人类危害最大的是疟疾。导致疟疾的病原体——疟原虫常常寄生在蚊子身上，蚊子通过叮咬人体传染给人类。哪怕是在医学发达的今天，全球每年也会有好几亿人感染疟疾，更不要说在古代了。在中国古代儒家经典著作《周礼》中，人们就曾总结出疟疾的流行规律。不过，跟疟疾斗争时间最长的，还要数非洲人，为此，他们还演化出"镰状红细胞贫血"。红细胞变成镰刀的形状就不容易得疟疾了。但是，随之而来的是镰状红细胞贫血症，这种贫血症本身也是一种很可怕的疾病。

● 蚊子的一生
蚊子的一生要经历卵、幼虫、蛹和成虫四个阶段。

1.雌蚊在淡水中产下卵。

2.幼虫从卵中孵出，称为孑孓(jié jué)，它们生活在水中，以水中的微生物为食。

3.孑孓经过4次蜕皮后变成蛹。

4.蛹蜕变成成虫。

长颈鹿

斑马

琥珀

● 3000多万年前的琥珀里就有携带疟原虫的蚊子了。那个时候人类还没有出现，蚊子靠吸食其他动物的血液存活。

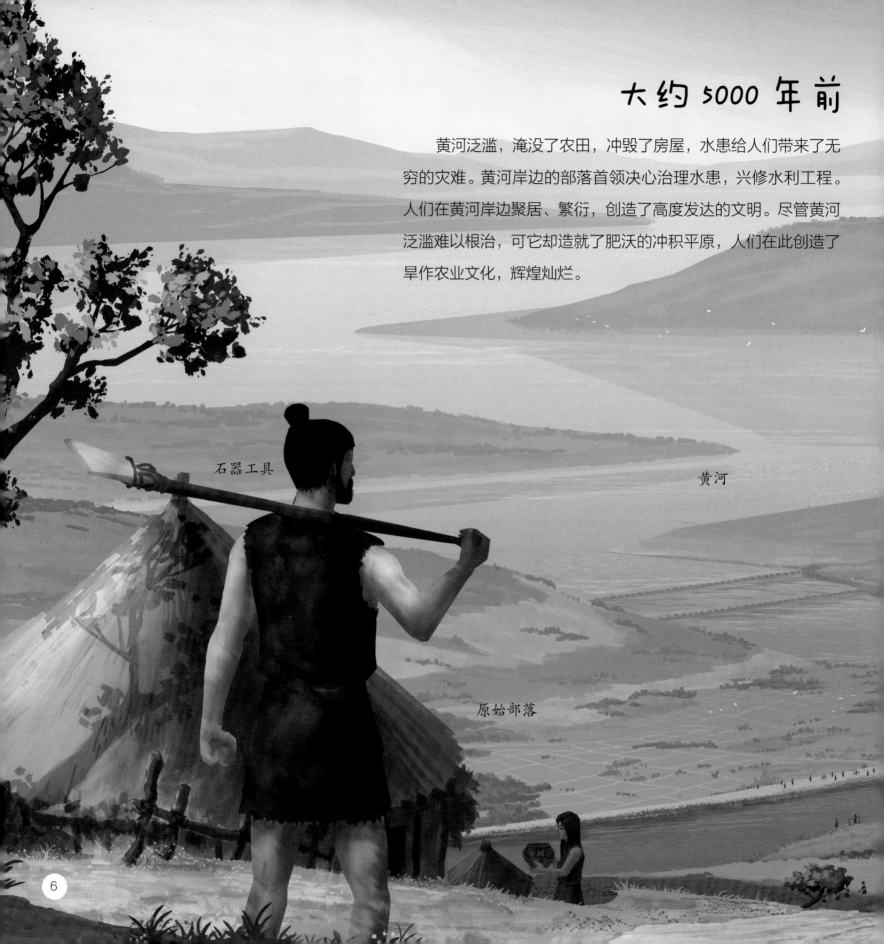

大约 5000 年前

黄河泛滥，淹没了农田，冲毁了房屋，水患给人们带来了无穷的灾难。黄河岸边的部落首领决心治理水患，兴修水利工程。人们在黄河岸边聚居、繁衍，创造了高度发达的文明。尽管黄河泛滥难以根治，可它却造就了肥沃的冲积平原，人们在此创造了旱作农业文化，辉煌灿烂。

石器工具

黄河

原始部落

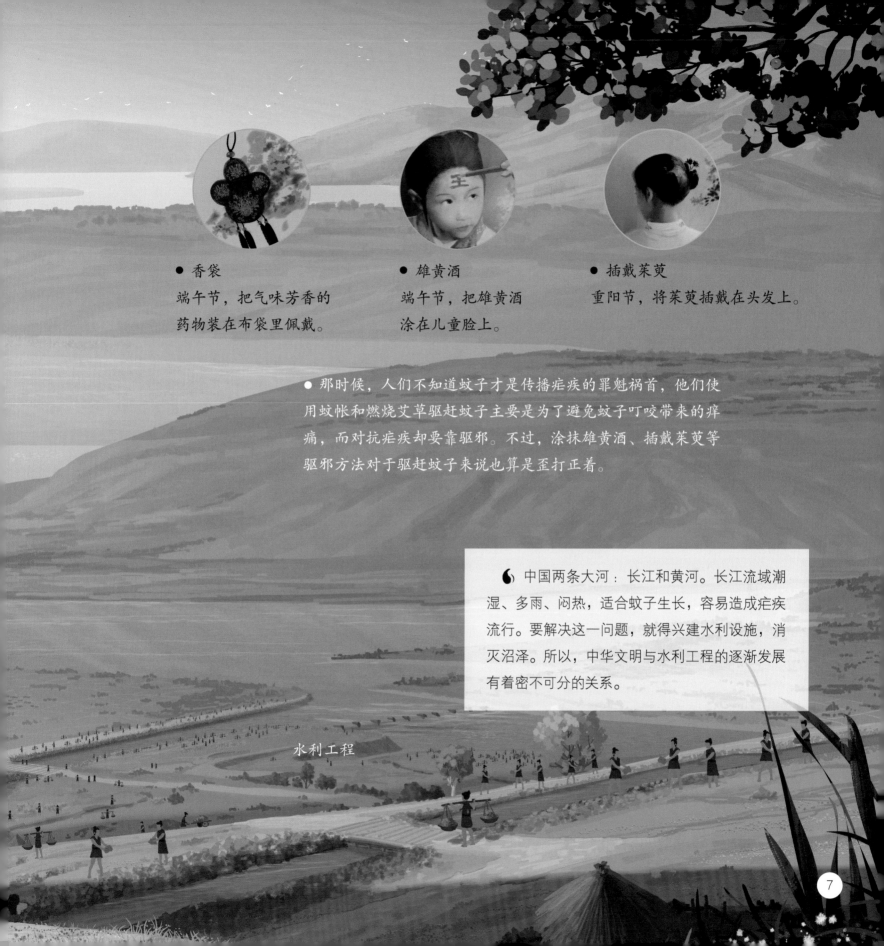

● 香袋
端午节，把气味芳香的药物装在布袋里佩戴。

● 雄黄酒
端午节，把雄黄酒涂在儿童脸上。

● 插戴茱萸
重阳节，将茱萸插戴在头发上。

● 那时候，人们不知道蚊子才是传播疟疾的罪魁祸首，他们使用蚊帐和燃烧艾草驱赶蚊子主要是为了避免蚊子叮咬带来的痒痛，而对抗疟疾却要靠驱邪。不过，涂抹雄黄酒、插戴茱萸等驱邪方法对于驱赶蚊子来说也算是歪打正着。

🌢 中国两条大河：长江和黄河。长江流域潮湿、多雨、闷热，适合蚊子生长，容易造成疟疾流行。要解决这一问题，就得兴建水利设施，消灭沼泽。所以，中华文明与水利工程的逐渐发展有着密不可分的关系。

水利工程

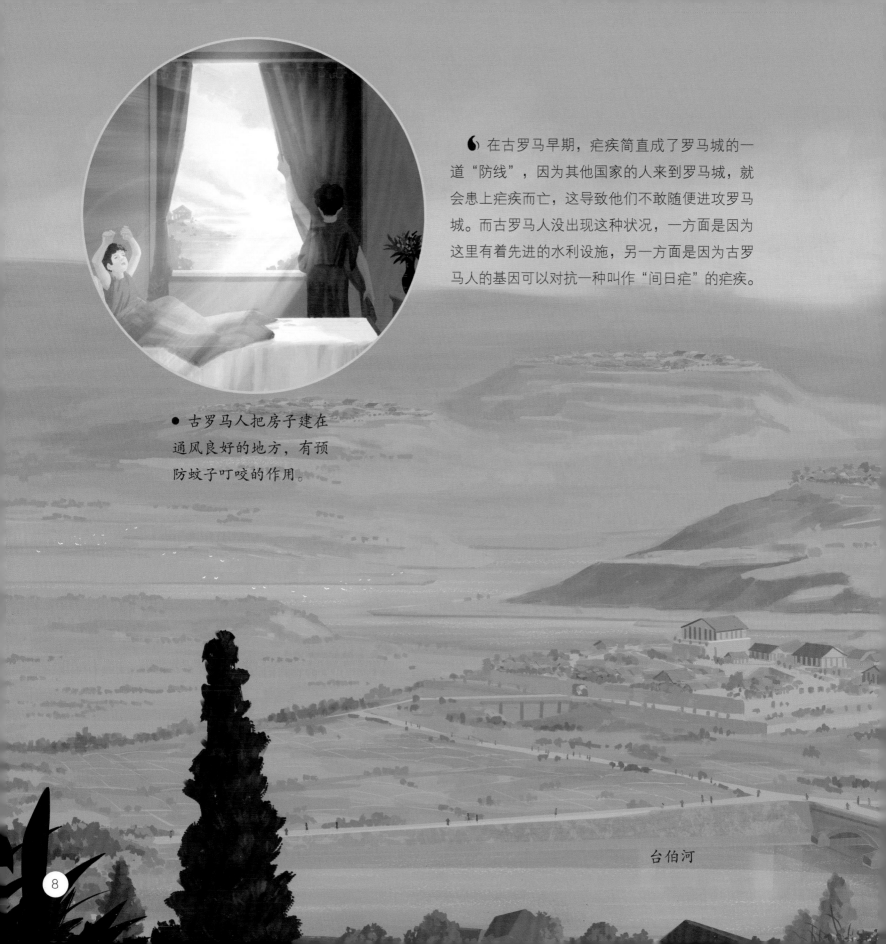

在古罗马早期，疟疾简直成了罗马城的一道"防线"，因为其他国家的人来到罗马城，就会患上疟疾而亡，这导致他们不敢随便进攻罗马城。而古罗马人没出现这种状况，一方面是因为这里有着先进的水利设施，另一方面是因为古罗马人的基因可以对抗一种叫作"间日疟"的疟疾。

● 古罗马人把房子建在通风良好的地方，有预防蚊子叮咬的作用。

台伯河

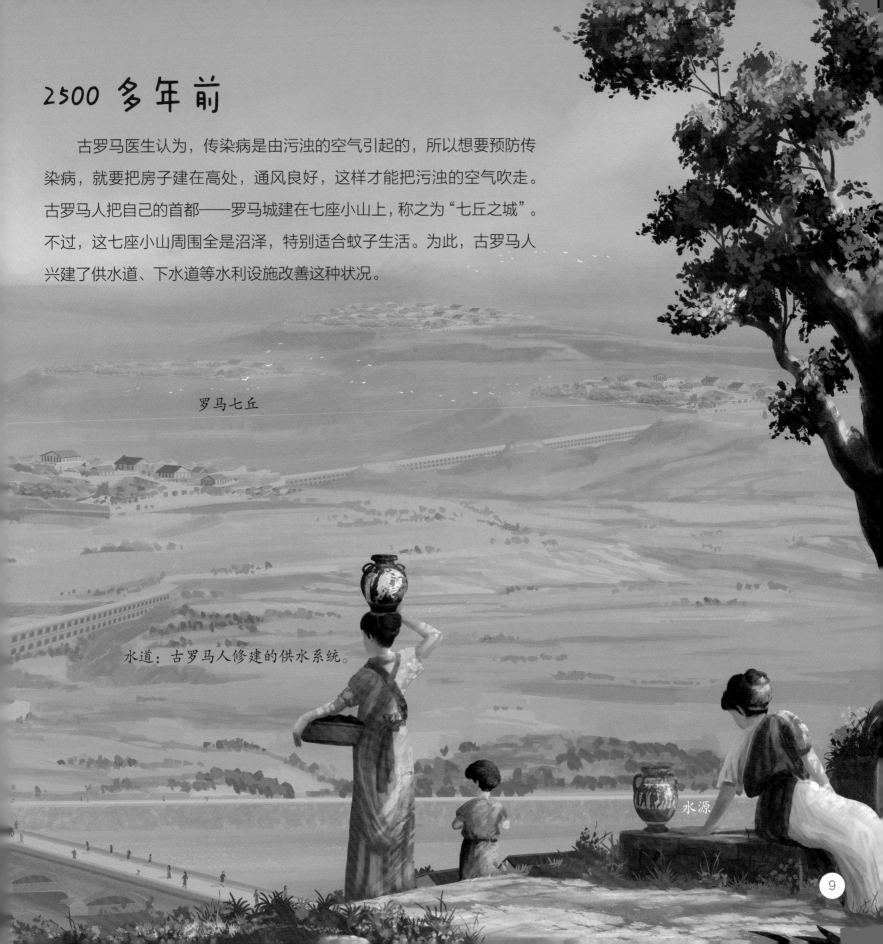

2500多年前

古罗马医生认为，传染病是由污浊的空气引起的，所以想要预防传染病，就要把房子建在高处，通风良好，这样才能把污浊的空气吹走。古罗马人把自己的首都——罗马城建在七座小山上，称之为"七丘之城"。不过，这七座小山周围全是沼泽，特别适合蚊子生活。为此，古罗马人兴建了供水道、下水道等水利设施改善这种状况。

罗马七丘

水道：古罗马人修建的供水系统。

水源

大约 500 年前

可怕的疟疾没有轻易放过欧洲人。在文艺复兴时期中间的大约一个世纪里，先后有五位教皇死于疟疾。每当教皇去世，各地的红衣主教都要赶来罗马城，一是参加葬礼，二是从他们中选举出新教皇。可是罗马城疟疾肆虐，很多红衣主教本来是来参加葬礼的，结果却死在了这里。这么一来，很多红衣主教都不敢来了。虽然罗马人的基因可以对抗疟疾中的一种——"间日疟"，但当其他种类的疟疾来袭时，他们也是束手无策。所以当"恶性疟"传到罗马的时候，罗马人就招架不住了。

教皇葬礼

耶稣像

棺木

来自各地的红衣主教

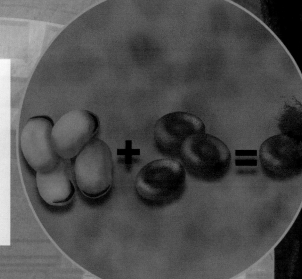

❛ 蚕豆病：就像非洲人一样，欧洲人在对抗疟疾的过程中，也演化出了自己独特的武器——"蚕豆病"。得了蚕豆病的人，要是接触了蚕豆或者蚕豆花粉，就会有生命危险，但同时他们也对疟疾有了一定的免疫力。

教堂

❛ 罗马帝国灭亡的原因，史学家众说纷纭，到现在也没有定论。但是，疟疾流行肯定是其中一个重要原因。

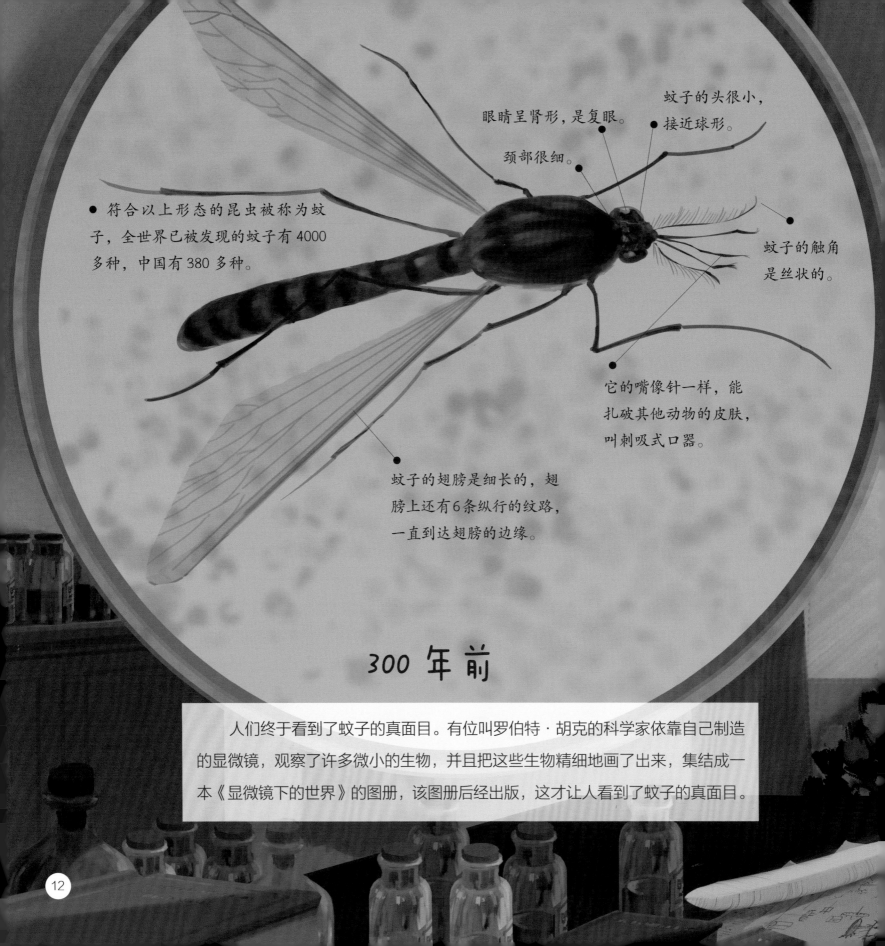

眼睛呈肾形，是复眼。

蚊子的头很小，接近球形。

颈部很细。

蚊子的触角是丝状的。

● 符合以上形态的昆虫被称为蚊子，全世界已被发现的蚊子有4000多种，中国有380多种。

它的嘴像针一样，能扎破其他动物的皮肤，叫刺吸式口器。

蚊子的翅膀是细长的，翅膀上还有6条纵行的纹路，一直到达翅膀的边缘。

300 年前

人们终于看到了蚊子的真面目。有位叫罗伯特·胡克的科学家依靠自己制造的显微镜，观察了许多微小的生物，并且把这些生物精细地画了出来，集结成一本《显微镜下的世界》的图册，该图册后经出版，这才让人看到了蚊子的真面目。

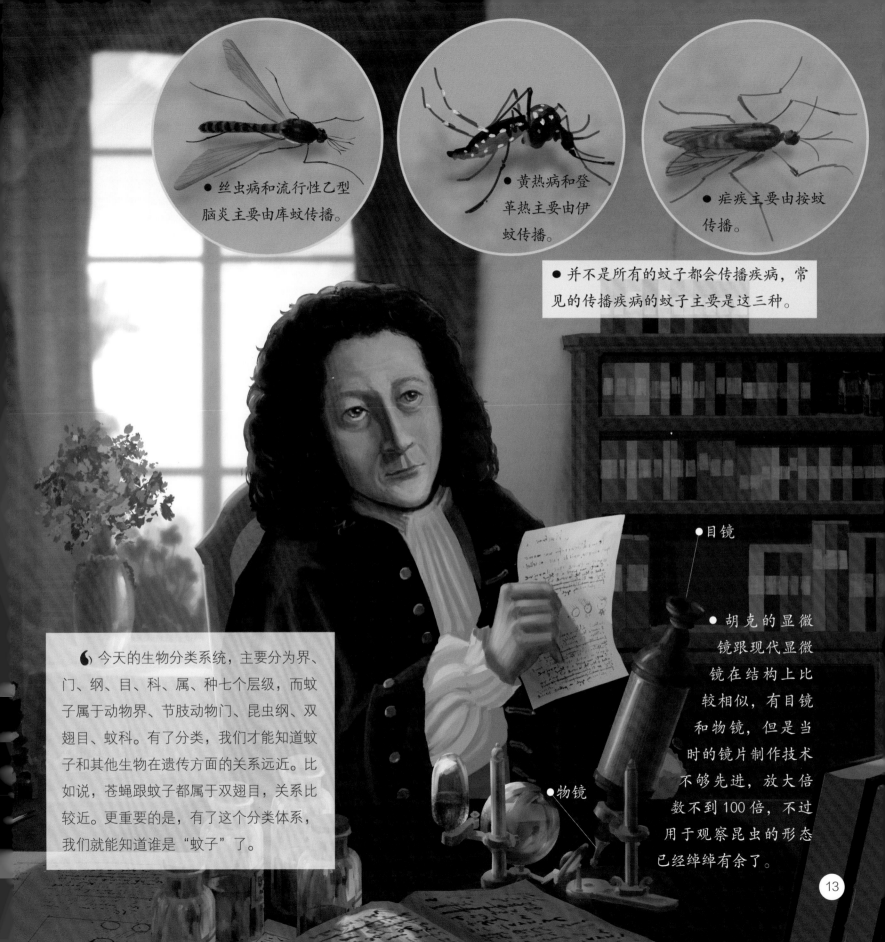

● 丝虫病和流行性乙型脑炎主要由库蚊传播。

● 黄热病和登革热主要由伊蚊传播。

● 疟疾主要由按蚊传播。

● 并不是所有的蚊子都会传播疾病，常见的传播疾病的蚊子主要是这三种。

● 目镜

● 物镜

● 胡克的显微镜跟现代显微镜在结构上比较相似，有目镜和物镜，但是当时的镜片制作技术不够先进，放大倍数不到100倍，不过用于观察昆虫的形态已经绰绰有余了。

❝ 今天的生物分类系统，主要分为界、门、纲、目、科、属、种七个层级，而蚊子属于动物界、节肢动物门、昆虫纲、双翅目、蚊科。有了分类，我们才能知道蚊子和其他生物在遗传方面的关系远近。比如说，苍蝇跟蚊子都属于双翅目，关系比较近。更重要的是，有了这个分类体系，我们就能知道谁是"蚊子"了。

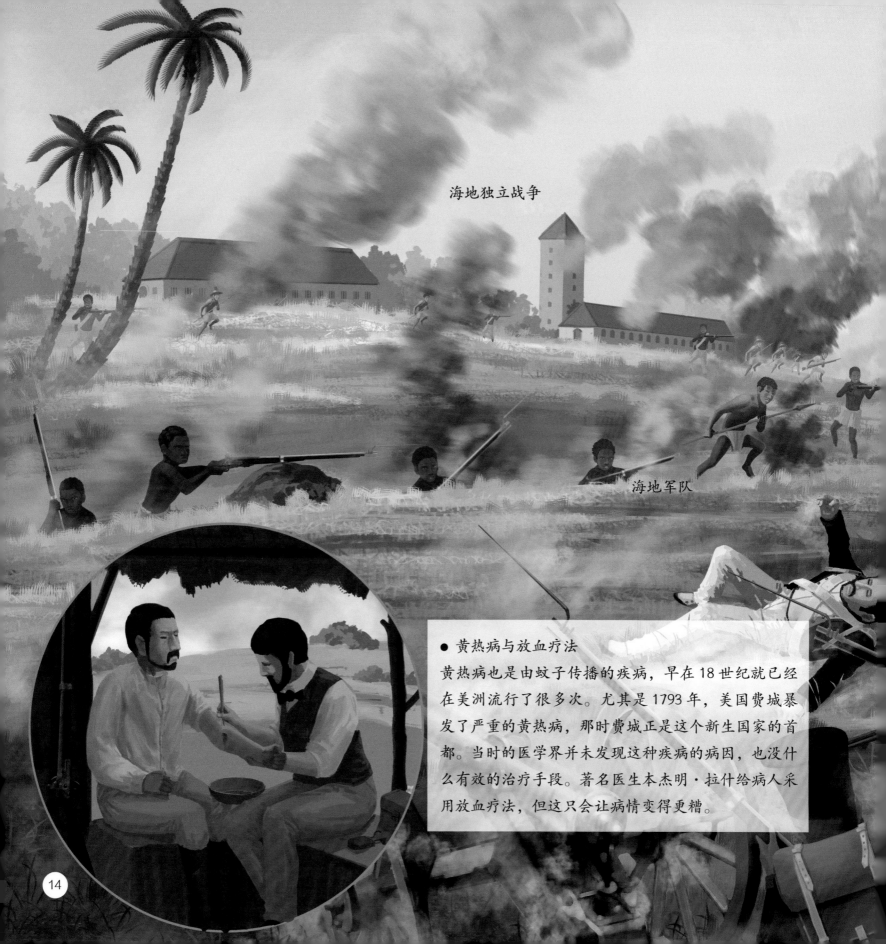

海地独立战争

海地军队

● 黄热病与放血疗法

黄热病也是由蚊子传播的疾病，早在 18 世纪就已经在美洲流行了很多次。尤其是 1793 年，美国费城暴发了严重的黄热病，那时费城正是这个新生国家的首都。当时的医学界并未发现这种疾病的病因，也没什么有效的治疗手段。著名医生本杰明·拉什给病人采用放血疗法，但这只会让病情变得更糟。

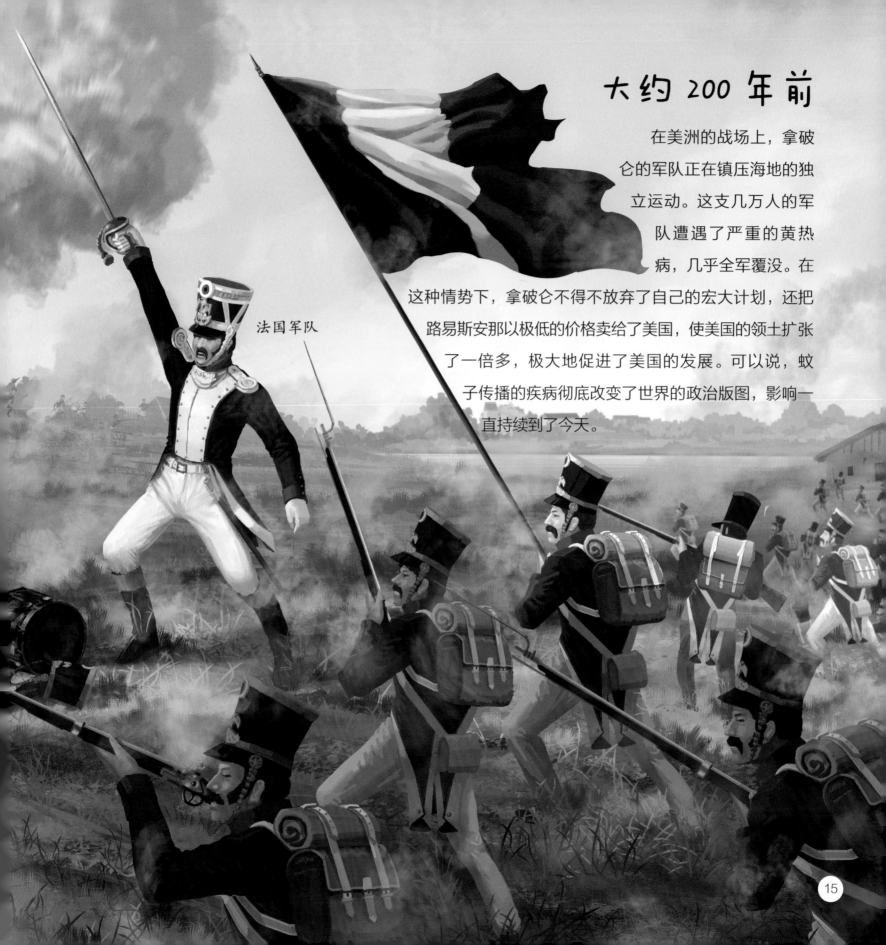

大约 200 年前

在美洲的战场上，拿破仑的军队正在镇压海地的独立运动。这支几万人的军队遭遇了严重的黄热病，几乎全军覆没。在这种情势下，拿破仑不得不放弃了自己的宏大计划，还把路易斯安那以极低的价格卖给了美国，使美国的领土扩张了一倍多，极大地促进了美国的发展。可以说，蚊子传播的疾病彻底改变了世界的政治版图，影响一直持续到了今天。

法国军队

蚂子与传染病的研究迎来了黄金时代，科学家取得了巨大成果，对丝虫病的研究就是其中之一。一开始，人们对于丝虫病的病因并不清楚，有人认为是饮用不干净的水导致的，有人认为是喝椰子汁导致的，还有人认为是吃了腐烂的鱼或是中了蛇毒导致的。不过，有位来中国行医的苏格兰医生却认为丝虫病是蚊虫叮咬导致的。为了证实自己的观点，他在厦门开展了实验。他先是在丝虫病患者的血液里找到了丝虫的幼虫微丝蚴，然后安排患者待在蚊帐里，接着将蚊子放进去，当蚊子吸食了患者的血后，他解剖了蚊子，在蚊子的胃里发现了微丝蚴。蚊子确实是传播丝虫病的罪魁祸首！这也是医学史上第一个证明昆虫可以传播疾病的实验。

厦门

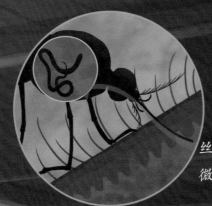

丝虫的幼虫
微丝蚴

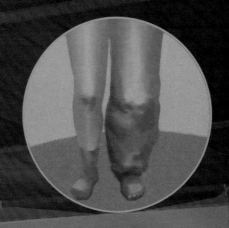

解剖蚊子

帕特里克·曼森

● 丝虫的成虫主要寄生在人体的淋巴系统里，并在里面产卵，这些虫卵在血液和淋巴液中孵化成微丝蚴，可以在血管里移动，每天在固定的时刻，微丝蚴会到达末梢血管中，而蚊子这时吸食了丝虫病患者的血之后，再去叮咬健康人，就会造成丝虫病的传播。

● 丝虫病非常可怕，它让人的腿粗得像是大象的腿，因此被称为象皮肿。

待在蚊帐里的患者

🖊 这位苏格兰医生叫帕特里克·曼森，被称为"热带医学之父"，他认为蚊子能传播疾病，研究蚊子对于人类的健康问题极其重要，但当他回到英国的时候，伦敦的医生并不认可他的观点，于是称呼曼森是"病理学上的凡尔纳"。凡尔纳是著名的科幻小说作家，他们这么称呼曼森显然是在说他异想天开。

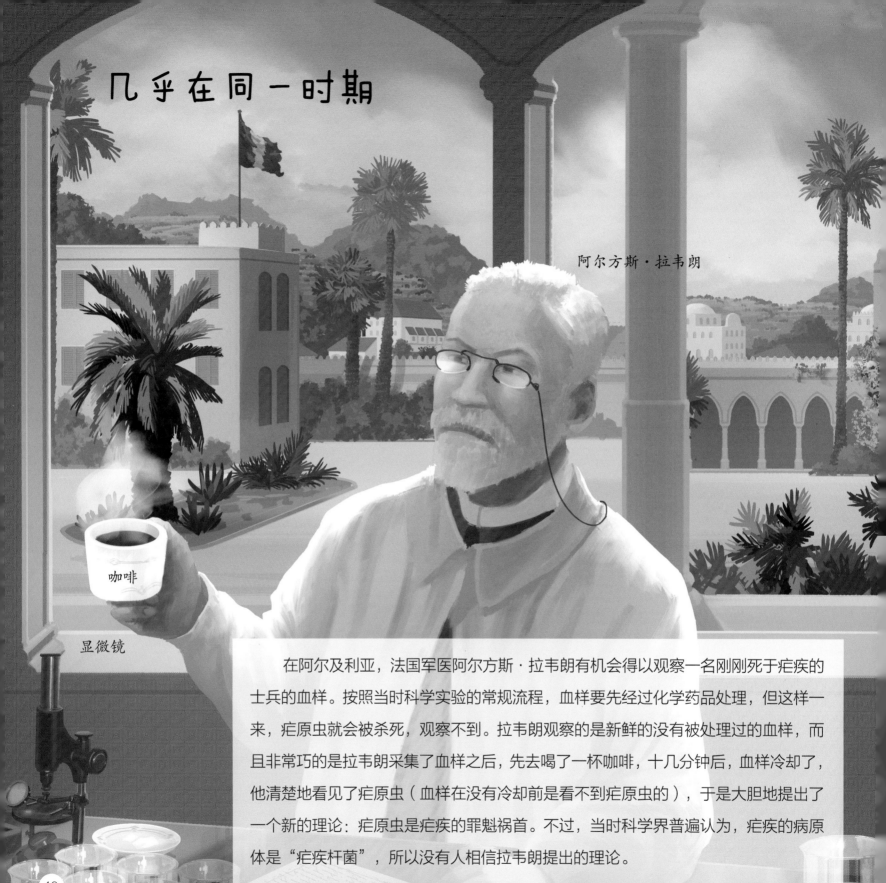

几乎在同一时期

阿尔方斯·拉韦朗

咖啡

显微镜

在阿尔及利亚，法国军医阿尔方斯·拉韦朗有机会得以观察一名刚刚死于疟疾的士兵的血样。按照当时科学实验的常规流程，血样要先经过化学药品处理，但这样一来，疟原虫就会被杀死，观察不到。拉韦朗观察的是新鲜的没有被处理过的血样，而且非常巧的是拉韦朗采集了血样之后，先去喝了一杯咖啡，十几分钟后，血样冷却了，他清楚地看见了疟原虫（血样在没有冷却前是看不到疟原虫的），于是大胆地提出了一个新的理论：疟原虫是疟疾的罪魁祸首。不过，当时科学界普遍认为，疟疾的病原体是"疟疾杆菌"，所以没有人相信拉韦朗提出的理论。

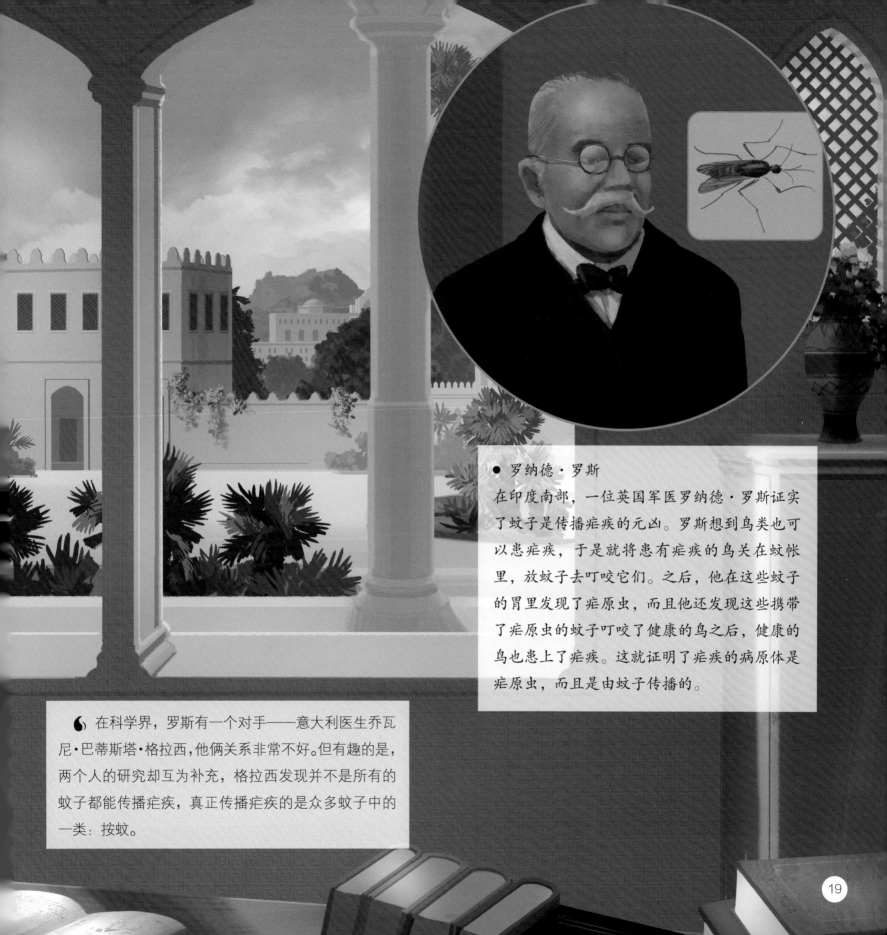

● 罗纳德·罗斯

在印度南部，一位英国军医罗纳德·罗斯证实了蚊子是传播疟疾的元凶。罗斯想到鸟类也可以患疟疾，于是就将患有疟疾的鸟关在蚊帐里，放蚊子去叮咬它们。之后，他在这些蚊子的胃里发现了疟原虫，而且他还发现这些携带了疟原虫的蚊子叮咬了健康的鸟之后，健康的鸟也患上了疟疾。这就证明了疟疾的病原体是疟原虫，而且是由蚊子传播的。

❝ 在科学界，罗斯有一个对手——意大利医生乔瓦尼·巴蒂斯塔·格拉西，他俩关系非常不好。但有趣的是，两个人的研究却互为补充，格拉西发现并不是所有的蚊子都能传播疟疾，真正传播疟疾的是众多蚊子中的一类：按蚊。

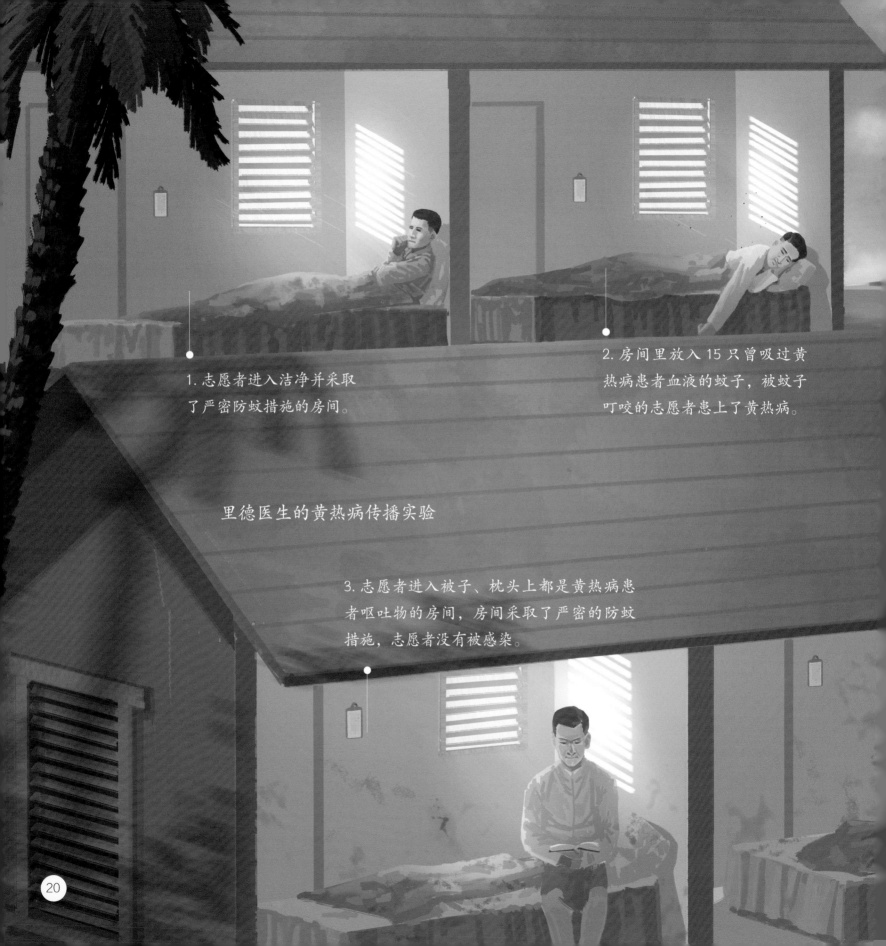

1. 志愿者进入洁净并采取了严密防蚊措施的房间。

2. 房间里放入 15 只曾吸过黄热病患者血液的蚊子，被蚊子叮咬的志愿者患上了黄热病。

里德医生的黄热病传播实验

3. 志愿者进入被子、枕头上都是黄热病患者呕吐物的房间，房间采取了严密的防蚊措施，志愿者没有被感染。

120 多年前

在古巴的哈瓦那，美国跟西班牙正在打仗，不过，死于黄热病的士兵比死在战场上的要多很多。当时，驻扎在哈瓦那的美国军队向总部求救，里德医生奉命赶到古巴。他率领研究小组深入调查后，认为传播黄热病的可能是蚊子。为了证实此观点，他寻找了一批志愿者开展了一系列实验，并最终证明蚊子就是罪魁祸首。现在，科学家们已经知道，如果能大规模消灭蚊子，就可以有效地防治包括疟疾、丝虫病、黄热病、寨卡、登革热等60余种蚊媒传染病了。

❦黄热病的病原体是病毒，比疟原虫、微丝蚴小得多，当时的显微技术还不足以发现它。但从另一个角度来说，恰恰是因为没有发现病原体，医生想要解决黄热病的问题就只能消灭蚊子，这也是唯一的办法。

当时，黄热病的致死率在20%~85%之间，在人身上进行相关的实验几乎意味着一定会有人死掉。按照今天的标准，里德的实验违背了医学伦理原则，而且确实有人在此次实验中付出了生命的代价，比如杰西·拉吉尔医生就在实验中死于黄热病。

4.志愿者在房间里穿上了黄热病患者穿过的睡衣，躺在黄热病患者血液浸透的枕巾上，房间采取了严密的防蚊措施，志愿者没有被感染。

兵营

生病的士兵

护士

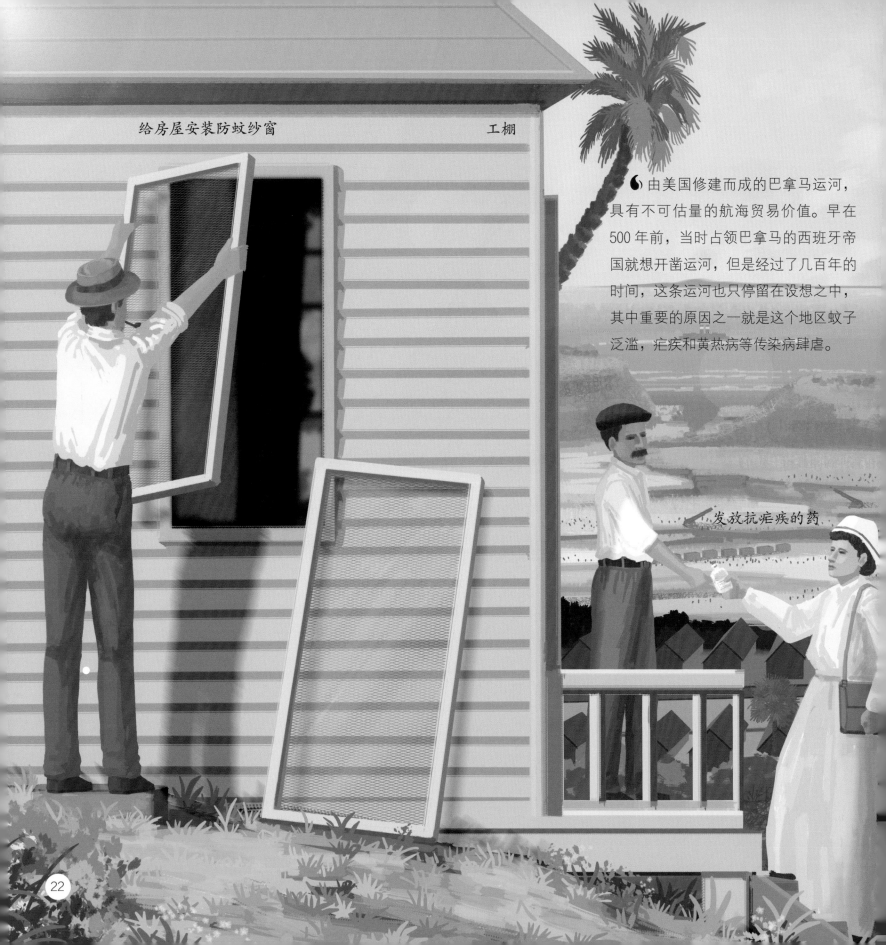

给房屋安装防蚊纱窗

工棚

由美国修建而成的巴拿马运河，具有不可估量的航海贸易价值。早在500年前，当时占领巴拿马的西班牙帝国就想开凿运河，但是经过了几百年的时间，这条运河也只停留在设想之中，其中重要的原因之一就是这个地区蚊子泛滥，疟疾和黄热病等传染病肆虐。

发放抗疟疾的药

100 多年前

在连接太平洋和大西洋的巴拿马运河工地，一场大规模的灭蚊行动正在进行，因为这里有超过一半的工人身体里都有疟原虫。主持灭蚊行动的是美国军医戈加斯，他发现这里的蚊子不但数量多，而且种类多，消灭起来很困难。于是，他便给美国总部发电报，请他们送来大量杀虫剂、蚊帐，还有两吨用来糊窗户的报纸。可是美国总部不知道他要干什么，以为他在巴拿马的工作清闲到了极点，要看报纸打发时间，结果一张报纸也没给他，杀虫剂也只给了一小部分。幸亏西奥多·罗斯福总统坚定地支持戈加斯，让他有权调动整个美国的杀虫剂储备。在巴拿马，戈加斯一面消灭、隔离蚊子，一面发放对抗疟疾的药物给工人，保障了运河顺利修建。戈加斯的做法也证明了消灭蚊子是控制疟疾最好的办法。

巴拿马运河工地

喷洒杀虫剂

开凿运河

抽干水塘

几十年前

　　消灭蚊子有了更加快速有效的办法。化学家合成了一种叫作DDT的化学物质，能杀死昆虫，而且效用持久，是大规模灭蚊的最佳选择。不过，DDT对节肢动物、小型冷血动物也有灭杀的效果。大量使用，会消灭大量的其他生物。1962年出版的《寂静的春天》一书提醒大家：DDT在灭蚊的同时，会给整个生态环境造成前所未有的破坏，还预言DDT并不能真正消灭蚊子，反而会让蚊子产生耐药性。很不幸的是，这本书似乎说对了。

农场

被污染的水

DDT

被灭杀的小型
冷血动物

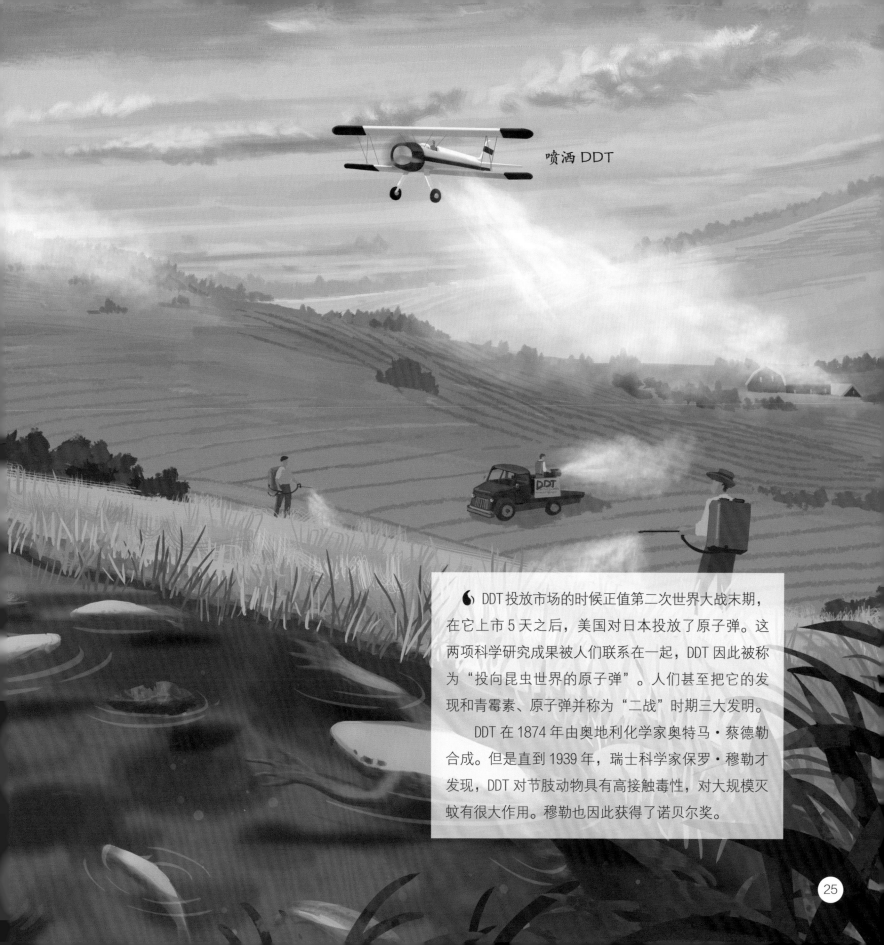

喷洒 DDT

DDT 投放市场的时候正值第二次世界大战末期，在它上市 5 天之后，美国对日本投放了原子弹。这两项科学研究成果被人们联系在一起，DDT 因此被称为"投向昆虫世界的原子弹"。人们甚至把它的发现和青霉素、原子弹并称为"二战"时期三大发明。

DDT 在 1874 年由奥地利化学家奥特马·蔡德勒合成。但是直到 1939 年，瑞士科学家保罗·穆勒才发现，DDT 对节肢动物具有高接触毒性，对大规模灭蚊有很大作用。穆勒也因此获得了诺贝尔奖。

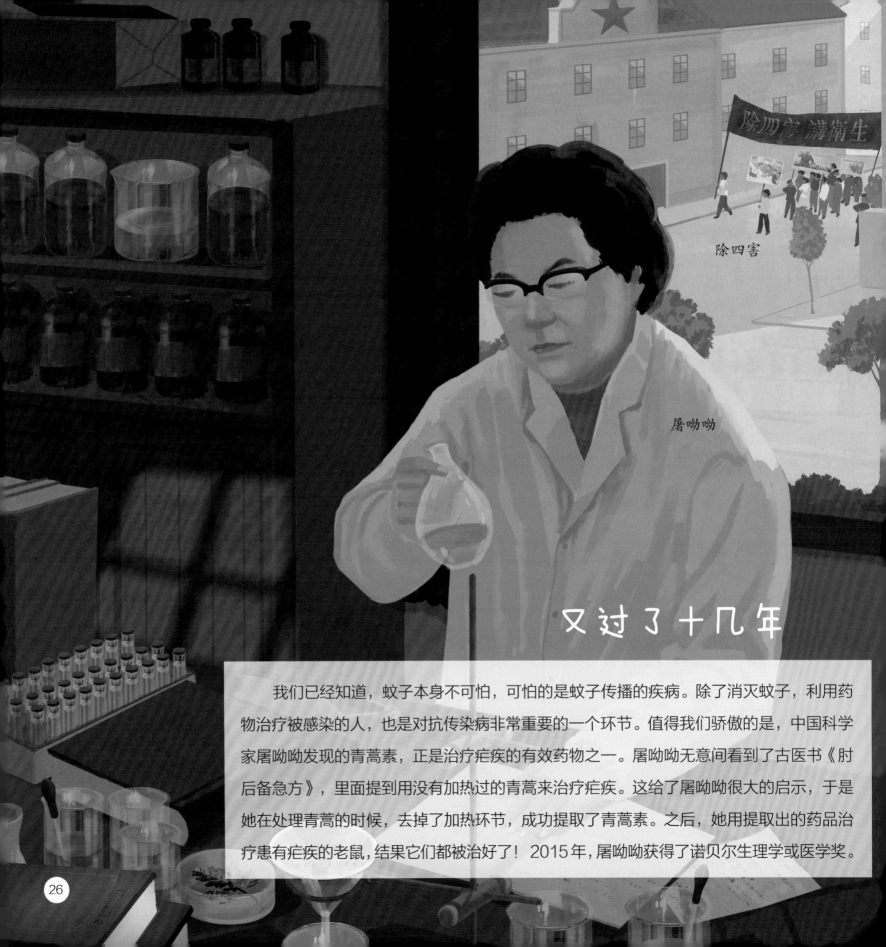

除四害 讲卫生

除四害

屠呦呦

又过了十几年

　　我们已经知道，蚊子本身不可怕，可怕的是蚊子传播的疾病。除了消灭蚊子，利用药物治疗被感染的人，也是对抗传染病非常重要的一个环节。值得我们骄傲的是，中国科学家屠呦呦发现的青蒿素，正是治疗疟疾的有效药物之一。屠呦呦无意间看到了古医书《肘后备急方》，里面提到用没有加热过的青蒿来治疗疟疾。这给了屠呦呦很大的启示，于是她在处理青蒿的时候，去掉了加热环节，成功提取了青蒿素。之后，她用提取出的药品治疗患有疟疾的老鼠，结果它们都被治好了！2015年，屠呦呦获得了诺贝尔生理学或医学奖。

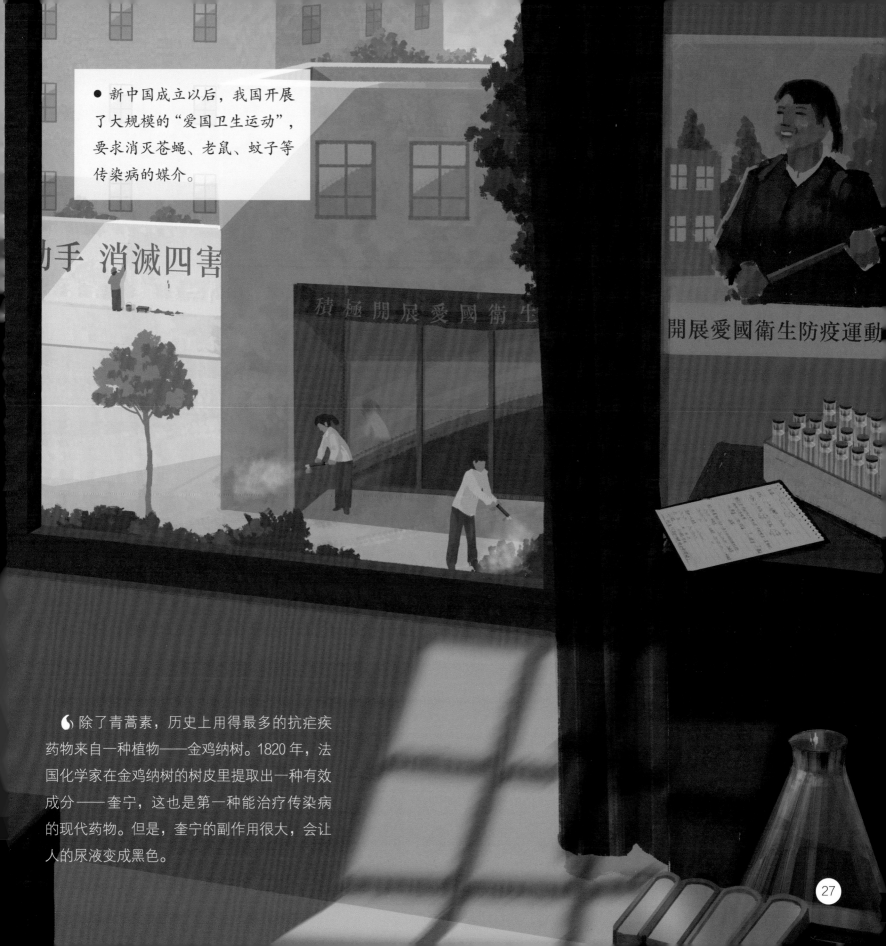

● 新中国成立以后，我国开展了大规模的"爱国卫生运动"，要求消灭苍蝇、老鼠、蚊子等传染病的媒介。

动手 消灭四害

积极开展爱国卫生

开展愛國衛生防疫運動

❧ 除了青蒿素，历史上用得最多的抗疟疾药物来自一种植物——金鸡纳树。1820年，法国化学家在金鸡纳树的树皮里提取出一种有效成分——奎宁，这也是第一种能治疗传染病的现代药物。但是，奎宁的副作用很大，会让人的尿液变成黑色。

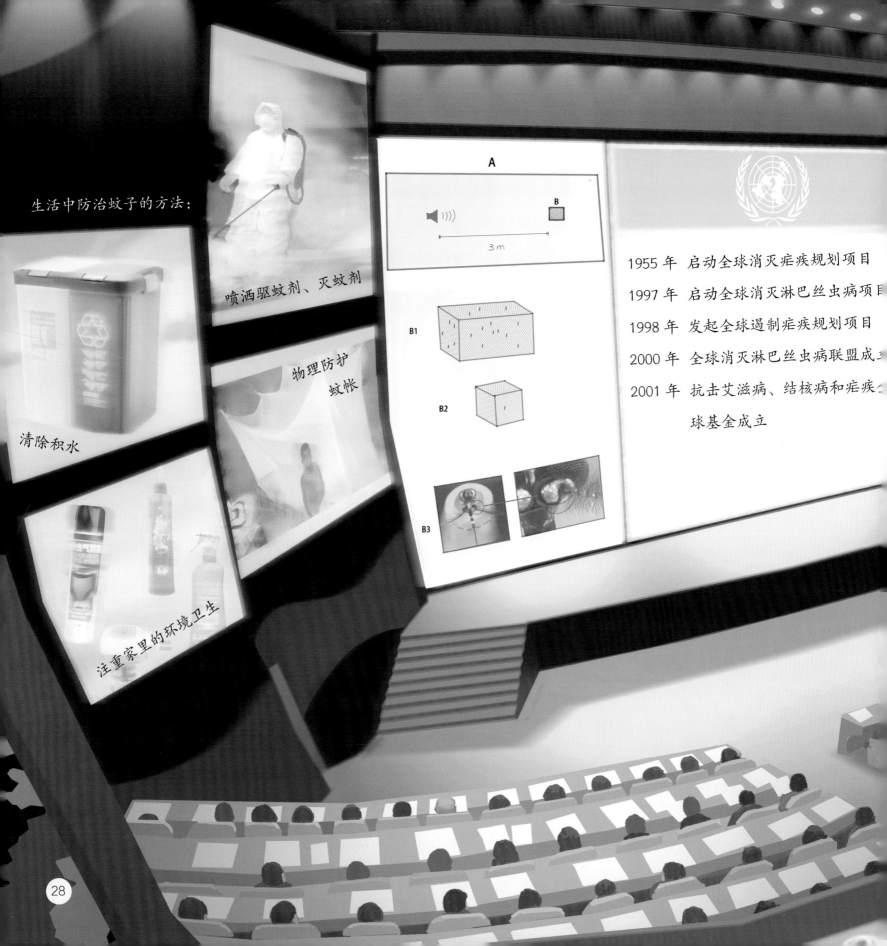

生活中防治蚊子的方法：

喷洒驱蚊剂、灭蚊剂

物理防护
蚊帐

清除积水

注重家里的环境卫生

A

B

3 m

B1

B2

B3

1955 年　启动全球消灭疟疾规划项目

1997 年　启动全球消灭淋巴丝虫病项目

1998 年　发起全球遏制疟疾规划项目

2000 年　全球消灭淋巴丝虫病联盟成立

2001 年　抗击艾滋病、结核病和疟疾全球基金成立

今 天

如今，人类对于蚊子的危害越来越重视。在灭蚊这件事上，人们已经意识到，蚊子引起的疾病和死亡，跟贫困有直接关系。所以想要彻底解决蚊子带来的危害，不仅仅是提高灭蚊技术这么简单，而是要消灭贫困，促进整个社会发展。人类还要跟蚊子斗争很长时间，不过，灭蚊技术也在日新月异发展。

科学家正在进行让蚊子"绝育"的研究。在盖茨基金会的资助下，有人发明了激光打蚊子。

消灭蚊子

你还可以知道更多

病原体：任何可以导致疾病的微生物，比如细菌、病毒、寄生虫等。

《周礼》：中国古代儒家经典著作，也是历史学家研究周朝历史的重要文献。

间日疟和恶性疟：由间日疟原虫和恶性疟原虫导致的疟疾，是常见的疟疾类型，其中恶性疟是最致命的类型。即便是在现在，非洲每年也会有几十万人死于疟疾。

罗伯特·胡克：曾担任英国皇家学会的秘书长，是一位被低估的科学家，他曾经提出过胡克定律，我们会在中学物理中学到。胡克的老师是著名的化学家罗伯特·波义耳，他提出了波义耳定律，这一定律我们也会在中学物理中学到。

红衣主教和教皇：教皇是罗马主教，天主教会领袖，现在还是梵蒂冈城国国家元首；红衣主教是教皇治理天主教会最得力的助手和顾问，由教皇亲自任命。

罗马帝国：历史上的一个文明帝国，继罗马共和国之后存在了将近一千五百年。

文艺复兴：一场发生在 14 世纪至 17 世纪欧洲的思想文化运动。

拿破仑：拿破仑·波拿巴，19 世纪法国伟大的军事家、政治家，法兰西第一帝国的缔造者，历任法兰西第一共和国第一执政官、法兰西第一帝国皇帝。

海地：美洲加勒比海北部的一个岛国。

本杰明·拉什：美国的开国元勋，《独立宣言》的签署人之一。

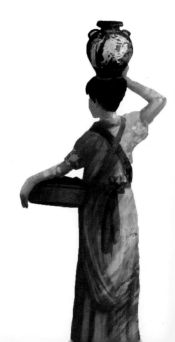